CLINIQUE DE PLOMBIÈRES

AFFECTIONS

DE

L'APPAREIL DIGESTIF

PAR

G. LIÉTARD

Docteur en médecine,
Ancien interne des hôpitaux et lauréat de la Faculté de Strasbourg,
Lauréat de l'université (4 médailles d'argent),
Membre titulaire de la Société d'hydrologie, de la Société d'anthropologie
et de la Société asiatique de Paris,
Correspondant de la Société des belles-lettres, sciences et arts d'Orléans, de la Société
d'émulation des Vosges, médecin aux eaux de Plombières.

MALADIES CHRONIQUES DE L'ESTOMAC

DYSPEPSIES

PARIS
VICTOR MASSON ET FILS
PLACE DE L'ÉCOLE-DE-MÉDECINE
1865

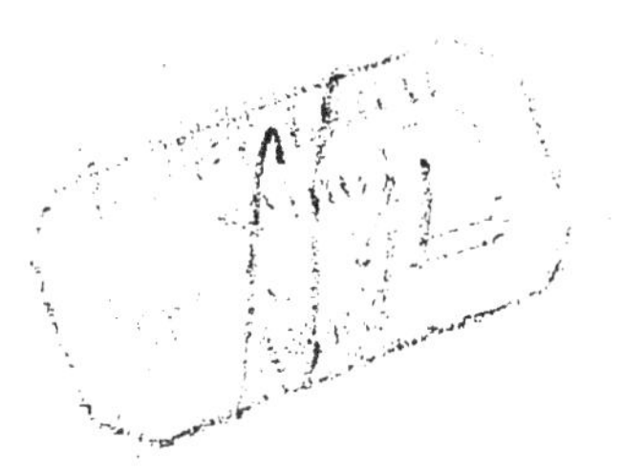

MALADIES CHRONIQUES

DE L'ESTOMAC

DYSPEPSIES

DU MÊME AUTEUR :

Etudes cliniques sur les eaux de Plombières. Paris, Victor Masson et fils, 1860, in-8.

Essai sur l'histoire de la médecine chez les Indous. (*Thèse couronnée*, Strasbourg, 1858, in-4.)

— *Le même ouvrage* (épuisé). Strasbourg, 1858, in-8.

Lettres historiques sur la médecine chez les Indous. Paris, Victor Masson et fils, 1863, in-8. (Extrait de la *Gazette hebdomadaire de médecine et de chirurgie.*)

Paris. — Imprimerie de E. MARTINET, rue Mignon, 2.

CLINIQUE DE PLOMBIÈRES

AFFECTIONS

DE

L'APPAREIL DIGESTIF

PAR

G. LIÉTARD

Docteur en médecine,
Ancien interne des hôpitaux et lauréat de la Faculté de Strasbourg,
Lauréat de l'université (4 médailles d'argent),
Membre titulaire de la Société d'hydrologie, de la Société d'anthropologie
et de la Société asiatique de Paris,
Correspondant de la Société des belles-lettres, sciences et arts d'Orléans, de la Société d'émulation des Vosges, médecin aux eaux de Plombières.

MALADIES CHRONIQUES DE L'ESTOMAC

DYSPEPSIES

PARIS

VICTOR MASSON ET FILS

PLACE DE L'ÉCOLE-DE-MÉDECINE

1865

Dans un premier travail publié il y a quelques années, j'ai essayé de passer en revue les divers travaux antérieurs, relatifs aux applications thérapeutiques des eaux de Plombières. A l'aide de ces documents, malheureusement plutôt nombreux que précis, j'ai voulu me rendre compte aussi exactement que possible de l'état de la question; apprendre jusqu'à quel degré, dans les diverses branches de la clinique médicale, l'esprit de sévère investigation avait pénétré, constater les lacunes, etc.

Pour différentes raisons, en tête desquelles il faut placer les variations profondes de l'opinion médicale relativement aux affections du tube digestif, c'est surtout l'étude de ces dernières que j'ai trouvée incomplète et laissant à désirer. Je me suis dès lors promis d'en faire l'objet d'un travail spécial, dont ce mémoire est la première partie.

MALADIES CHRONIQUES

DE L'ESTOMAC

DYSPEPSIES

La classification des affections chroniques de l'estomac n'est pas susceptible de présenter ces subdivisions franches et nettes, basées sur des caractères suffisamment tranchés et subordonnés les uns aux autres, qui caractérisent les classifications vraiment naturelles. De profondes dissidences d'opinions divisent les auteurs qui se sont occupés de la pathogénie de ces maladies, et viennent encore augmenter la difficulté. Pourtant, avant d'établir la possibilité de saisir nettement les diverses indications qui peuvent découler de l'étude de ces maladies, il est indispensable d'avoir tout d'abord présent à l'esprit un cadre qui en renferme les principales formes.

Le domaine de la clinique thermale contient un nombre considérable de processus pathologiques dans lesquels l'estomac est l'organe sinon uniquement, du moins principalement intéressé ; nous les rangerons, après divers auteurs, sous trois chefs principaux, qui sont la *gastralgie* proprement dite, les *dyspepsies* et les *altérations organiques*.

Mais ici déjà des embarras surgissent. Il semblerait, en

effet, au premier abord, que quand, pour caractériser clairement la gastralgie, par exemple, on l'a définie : la névralgie douloureuse de l'estomac, il semblerait, dis-je, que, réduite à ce seul symptôme, la maladie va toujours se présenter avec des contours parfaitement nets et exactement limités.

Rien n'est moins exact. Il est assez fréquent, au contraire, de rencontrer des malades chez lesquels l'élément douleur, quoique fortement dessiné, fait pourtant corps avec un ensemble de symptômes dyspeptiques, et ce n'est que l'historique de la maladie, scruté avec précaution, qui peut permettre de décider si l'affection a été primitivement névralgique, ou si la névralgie n'est que consécutive aux symptômes dyspeptiques. Il y a donc déjà ici une première distinction à établir entre les gastralgies simples et les gastralgies dyspeptiques; les premières pourraient se subdiviser encore; quant aux gastralgies dyspeptiques elles peuvent prendre autant de formes diverses que les dyspepsies auxquelles elles empruntent des symptômes. Mais ce n'est peut-être pas le lieu d'établir toutes ces distinctions. Il nous semble préférable d'étudier chaque cas individuellement, et de remonter aux formes par la comparaison des cas analogues.

C'est pour atteindre ce but que nous voulons baser notre étude du rôle des eaux de Plombières dans le traitement des affections chroniques de l'estomac, sur l'appréciation critique d'une série d'observations cliniques. Afin de rendre notre appréciation plus facile pour nous et plus claire pour les autres, nous classerons les observations dans un ordre régulier. Nous étudierons d'abord celles dans lesquelles l'élément nerveux, c'est-à-dire douloureux, la *gastralgie* proprement dite, constitue, sinon le seul symptôme, du moins le symptôme primitif et prédominant, ensuite nous placerons celles dans lesquelles nous aurons cru trouver les causes de la dyspepsie dans l'estomac ou les organes digestifs et leurs annexes; puis, passant du simple au complexe, nous apprécierons les cas dans lesquels l'appareil symptomatique occupe soit primitivement, soit consécutivement, les grands systèmes organiques et fonctionnels. Nous terminerons par l'étude de quelques cas dans lesquels à tous ces symptômes venaient se joindre encore des lésions matérielles plus ou moins graves de l'estomac. Nous espérons, en rapprochant les uns des autres les résultats obtenus et les symptômes les plus importants et les plus caractéristiques, non pas arriver à des conclusions inattaquables et définitives, mais du moins pénétrer un peu dans cette voie qui conduira plus tard à des formules complétement satisfaisantes.

Dans l'impossibilité de citer toutes les observations que nous avons recueillies, nous avons choisi celles qui nous ont paru les plus caractéristiques et les moins contestables au point de vue du diagnostic.

I

PREMIÈRE OBSERVATION. — **Gastralgie. Symptômes graves.**

M. N..., d'un tempérament nerveux, d'une constitution sèche, âgé de soixante-cinq ans, d'une bonne santé habituelle jusqu'en 1860, a été atteint depuis trois ans, à diverses reprises, de douleurs de l'estomac, dont la violence amenait de temps en temps des vomissements des matières ingérées. L'état général avait été bon jusque-là, aucun autre organe ne paraissait en souffrance ; les douleurs locales n'avaient été précédées d'aucun symptôme général, ni d'aucun désordre fonctionnel. Les crises s'accompagnaient parfois de teinte ictérique des conjonctives, avec couleur terreuse de la peau, mais jamais de jaunisse proprement dite.

Dans le courant de 1862, une certaine tension à la région épigastrique, avec résistance profonde, fit craindre le développement de quelque lésion organique grave, et l'on fit appliquer sur la région sensible plusieurs cautères. En dehors de ce moyen, ceux qui réussirent le mieux furent l'emploi du sous-nitrate de bismuth, des alcalins, et surtout une diète sévère presque exclusivement lactée.

Quand M. N... vint à Plombières, à la fin de juin 1863, son état était déjà considérablement amélioré ; les indigestions, devenues rares, s'accompagnaient de symptômes moins alarmants, et les douleurs, presque continuelles, avaient perdu toute leur acuité.

Ayant fort rarement eu à me louer de l'usage interne de l'eau dans les cas analogues, je prescrivis simplement au début un bain d'une heure à 35 degrés centigrades. La durée du bain fut progressivement portée jusqu'à deux heures. L'amélioration commença dès le sixième jour à se manifester nettement, et augmenta de telle sorte qu'au douzième jour les douleurs avaient totalement disparu. Je fis alors prendre à M. N..., indépendamment du bain, une douche écossaise de dix à quinze minutes de durée et aux températures de 30 et 35 degrés centigrades, dans le but d'obtenir une surexcitation générale de l'économie. Ce moyen amena la disparition des symptômes chloro-anémiques consécutifs à l'assimilation insuffisante, et détermina chez M. N... une guérison qui ne s'est pas encore démentie.

IIe Obs. — **Gastralgie. Chloro-anémie consécutive.**

M. R..., âgé de trente-cinq ans, d'un tempérament nerveux, d'une constitution chétive, d'une taille peu élevée, a eu une bonne santé habituelle jusqu'à l'âge de trente ans environ. Depuis cette époque, survinrent de fréquentes attaques de gastralgie dont le symptôme prédominant et primitif était toujours une douleur vive au creux épigastrique accompagnée de points sensibles intercostaux. Après quelques jours de durée, la névralgie se compliquait de faiblesse, de lenteur dans les digestions, et enfin d'atonie profonde de tout le système gastro-intestinal. Consécutivement à la douleur névralgique, laquelle remonte étiologiquement à un travail de bureau excessif, et surtout à des occupations fatigantes pendant la digestion, il s'est développé une chlorose, caractérisée par la pâleur des muqueuses, un peu de souffle carotidien, quelques légers accès d'oppression, et de fréquentes migraines.

A son arrivée à Plombières, le 1er août 1862, M. R... est dans un grand état de faiblesse. Les digestions sont lentes et pénibles, accompagnées de douleurs sous-sternales.

Nous prescrivons d'abord, chaque matin, un bain de piscine à 35 degrés, de une heure de durée ; puis l'eau ferrugineuse au repas.

7 août. — Nous constatons déjà une notable amélioration. Le teint est meilleur, et les muqueuses commencent à se colorer. La douleur épigastrique ne s'est pas fait sentir depuis deux jours ; M. R... fait chaque matin une promenade de 7 à 8 kilomètres sans inconvénient. Nous prescrivons une douche Tivoli à 36 degrés sur les parties inférieures du corps.

12 août. — La douleur épigastrique ne se montre plus que de loin en loin. Deux migraines depuis le 1er août.

20 août. — Hier M. R... a, sous l'influence d'une marche forcée, éprouvé un peu plus de douleurs névralgiques.

25 août. — M. R... quitte Plombières. Son teint est net, ses digestions régulières ; ses forces sont revenues ; il n'a plus que quelques douleurs céphalalgiques moindres qu'auparavant. Il est à peu près dans son état normal. Le souffle carotidien n'existe plus.

IIIe Obs. — **Gastralgie. Rhumatismes antérieurs.**

M. F..., âgé de cinquante-cinq ans, tempérament nerveux sanguin, constitution robuste, est atteint depuis plus de vingt ans de douleurs rhumatismales, qui ont leur siége dans les épaules et dans les parois de la poitrine. Dans le courant de ces dix-huit derniers mois, ces douleurs, contractées à la chasse, ont beaucoup diminué ; mais elles ont été remplacées par une névralgie à accès intermittents et qui a son siége dans le creux épigastrique. Les accès ont lieu après les repas, et surtout pendant la digestion du repas de midi. Ils sont d'une violence extrême. M. F... se couche sur le parquet de sa chambre et s'y roule, en poussant des gémissements. Après une heure ou une heure et demie de souffrances semblables, la douleur s'éteint peu à peu, et M. F... reprend sa gaieté ordinaire. Quelquefois l'accès se complique d'un vomissement de matières alimentaires, lequel ordinairement met fin aux douleurs.

C'est dans cet état que M. F... nous est adressé à Plombières, le 3 juin 1864. Nous prescrivons un bain de deux heures à deux heures et demie de durée, pris moitié dans une piscine à 35 degrés centigrades et moitié dans la piscine des Capucins, qui a 37 degrés environ.

10 juin. — Nous ne constatons encore guère d'amélioration. Les accès, quoique moins violents, se reproduisent chaque jour. Nous conseillons le bain russe, c'est-à-dire le bain de vapeur général, avec application intermittente d'une douche tiède en pluie fine, dans le bain lui-même.

22 juin. — Sous l'influence du bain de vapeur, les accès ont manqué pendant quatre jours, puis l'action de l'étuve s'est bornée au retard de l'accès qui survient une demi-heure environ après le bain russe. M. F... a pris douze bains d'étuve, nous conseillons de substituer au bain russe, la douche Tivoli, en grosse pluie, sur les parties inférieures du corps.

15 juillet. — M. F... quitte Plombières presque dans le même état que lors de son arrivée. Ses accès sont moins violents, mais aussi fréquents. Il a pris trente-cinq bains, douze bains russes et quinze douches. Nous n'avons pu avoir de ses nouvelles; nous ignorons, par conséquent, s'il a tiré quelque bénéfice de l'effet consécutif des eaux.

IVe OBS. — **Gastralgie. Ménorrhagies.**

Madame S... (de Bordeaux), âgée de quarante-deux ans, tempérament lymphatico-nerveux, constitution forte, arrivée à l'âge critique, a été atteinte à plusieurs reprises, pendant ces deux dernières années, de ménorrhagies considérables et inquiétantes. Un examen attentif de l'utérus n'a rien révélé d'anormal dans l'état de cet organe. Simultanément avec les ménorrhagies, apparurent des douleurs gastralgiques se renouvelant presque régulièrement après chaque repas, et accompagnant les digestions. L'accès est annoncé par une grande abondance d'éructations insipides et inodores. Quelquefois, la digestion s'arrête brusquement et un vomissement de matières alimentaires met fin à l'accès ; mais ordinairement la douleur sourde, profonde, avec sensation de chaleur, est le seul symptôme marqué. C'est dans cet état que madame S... arrive à Plombières le 2 août 1862. Nous lui conseillons de ne pas faire usage de l'eau minérale en boisson, et nous prescrivons chaque matin un bain à 34 degrés centigrades de deux heures de durée ; chaque soir, une douche écossaise de huit minutes de durée, aux températures de 30 et 35 degrés centigrades.

Sous l'influence de ce traitement, il se manifeste, quoique un peu lentement, une certaine amélioration. Pendant tout le séjour de madame S... à Plombières, c'est-à-dire pendant vingt-deux jours, il n'y eut pas de vomissement. Après huit ou dix jours, il survint de la constipation qui ramena un peu d'acuité dans les symptômes, mais l'usage de quelques prises de rhubarbe rendit la liberté du ventre, et le 24 août, madame S... quitta Plombières fort satisfaite de son état. Elle avait pris vingt bains et seize douches écossaises.

Nous avons eu rarement l'occasion d'observer aux eaux minérales des malades atteints de gastralgie pure et simple ; en général, la durée de la maladie, soumise antérieurement à des traitements divers, a amené comme complications, des symptômes dyspeptiques, lesquels dans la plupart des cas, apparaissent très-promptement, si la névralgie a quelque intensité et si les accès en sont fréquents.

Les quatre observations qui précèdent sont remarquables en ce sens qu'elles représentent des cas dans lesquels non-seulement la douleur est un symptôme saillant, sinon unique, mais, dans lesquels encore aucune prédisposition facile à saisir, aucune diathèse franchement accusée, ne rendent l'économie tout entière solidaire de la maladie locale. Dans l'observation III pourtant, des antécédents rhumatismaux fort sérieux avaient été observés ; mais, ces douleurs, nées sous l'influence directe du froid humide, ne nous ont pas semblé reliées à la gastralgie qui n'apparut que quand le malade s'était déjà depuis longtemps soustrait aux causes de son premier mal. Dans l'observation IV, nous voyons des ménorrhagies, sans aucune lésion utérine accompagner la gastralgie. Ces pertes, annonçant peut-être les premières phases de la ménopause, tendraient à se relier à une modification physiologique générale qui comprendrait aussi la gastralgie ; néanmoins, dans ce cas, l'élément douloureux était tellement prédominant, que nous avons cru devoir ranger le cas dont il s'agit parmi les gastralgies dyspeptiques.

Dans un cas (obs. I), nous avons obtenu un succès complet, dans un autre (obs. II), le résultat du traitement a été à peu près nul ; dans les deux autres, il y a eu une grande amélioration. A quoi correspondent ces différences ? Dans l'observation suivie d'insuccès, nous avons vu que l'élément douleur, extrêmement développé, constituait à lui seul presque toute la maladie. Il s'agissait d'une névralgie de l'estomac, irrégulièrement périodique, quotidienne, et qui avait résisté aux traitements antérieurs, et notamment à l'usage des révulsifs cutanés. La dyspepsie elle-même n'était représentée par aucun symptôme digne d'être noté. Dans les trois autres cas, les symptômes dyspeptiques, nés consécutivement à la névrose ou simultanément avec elle, étaient beaucoup mieux marqués ; notamment, dans un cas (obs. I), où ils avaient nécessité un traitement approprié, alcalins, bismuth, etc. C'est précisément dans ce dernier cas que le succès a été et s'est maintenu complet. L'étude de ces quatre observations nous autorise-t-elle à hasarder déjà quelques remarques ? Nous observerons alors que, si dans les cas de gastralgie dyspeptique, les eaux de Plombières peuvent rendre de grands services, ce n'est pas précisément quand la névralgie est réduite à elle-même ; dans ce cas, au contraire, elle présenterait peu de prise. Mais, lorsqu'un appareil dyspeptique serait joint à la névralgie, le groupe symptomatique devenant attaquable par l'action minéro-thermale, la névralgie disparaîtrait entraînant avec elle son cortége de symptômes dyspeptiques.

Nous allons aborder maintenant une nouvelle série d'observations contenant les dyspepsies paraissant avoir leur source dans les organes de la digestion : l'estomac et ses annexes.

II

Ve Obs. — **Dyspepsie sous l'influence de contention d'esprit excessive. Chloro-anémie consécutive. Prédominance de l'élément douleur. Guérison.**

M. C..., âgé de vingt-quatre ans, tempérament mixte, constitution frêle, a eu une enfance très-pénible, pendant laquelle l'alimentation était fort incomplète, en raison d'un rétrécissement congénital de l'œsophage. Cependant, à partir de l'âge de seize ou dix-sept ans, les régurgitations qui avaient lieu auparavant plusieurs fois pendant chaque repas, devinrent bien moins fréquentes et, sans disparaître tout à fait, finirent par être trop rares pour compromettre le travail de nutrition. La santé devint excellente et resta telle jusqu'en 1861. A cette époque, M. C..., sous l'influence d'un travail de bureau continu et extrêmement fatigant, ressentit les premières atteintes d'une dyspepsie sérieuse. Un sentiment de chaleur sous-sternale tourmentait le malade presque toute la journée; les digestions étaient pénibles, lentes, accompagées d'éructations, de borborygmes, de sensibilité épigastrique, et quelquefois de vomissements. Malgré l'emploi de divers moyens; opium : alcalins, bismuth, purgatifs légers, etc., cet état fâcheux persista, et le 28 juillet 1862, M. C... vint à Plombières.

A son arrivée, nous constatâmes de la pâleur de la face et des muqueuses, sans aucun bruit carotidien, de la maigreur et de la faiblesse. L'introduction des aliments dans l'estomac augmentait ordinairement la douleur. Nous prescrivîmes chaque jour un bain de piscine à 35 degrés de deux heures de durée, l'eau ferrugineuse aux repas, et des promenades. Pendant la première semaine, nous n'observâmes qu'un peu d'amélioration due sans doute au changement de lieu et d'habitudes.

6 août. — Il est survenu, sous l'influence du traitement balnéaire, un certain degré de constipation que nous combattons par une douche intestinale.

8 août. — Depuis deux jours, pas de douleurs pendant les digestions qui se font facilement. Nous prescrivons la douche écossaise à 30 et 35 degrés, pendant un quart d'heure chaque soir.

16 août. — L'amélioration s'est maintenue. M. C... ne ressent plus rien.

Le 21 août, il quitte Plombières dans un état complétement satisfaisant.

Quelques semaines après son départ, sous l'influence de travaux excessifs et d'un régime antihygiénique

M. C... fut repris passagèrement de son mal. Mais cela ne dura que quinze jours, depuis lesquels il s'est toujours bien porté, malgré la continuation de ses occupations antérieures.

VIe OBS. — **Dyspepsie idiopathique. Symptômes nerveux. Guérison.**

M. de V..., de Versailles, âgé de cinquante-deux ans, tempérament éminemment nerveux, constitution robuste, d'une bonne santé habituelle, est atteint depuis quinze mois environ de difficultés de digestion; peu d'appétit, sensibilité épigastrique, abattement après les repas; constipation légère; maux de tête fréquents. M. de V... a essayé déjà divers traitements : alcalins, opium sous diverses formes, etc.; mais il n'a jamais obtenu de résultats marqués. Nous ne trouvons, dans l'historique de l'affection, rien qui en indique l'origine, sinon une mastication insuffisante des aliments par suite de la perte d'un grand nombre de dents, accident auquel il a été ensuite remédié à l'aide d'un appareil.

M. de V... arrive à Plombières le 15 juillet 1861. Nous constatons de l'amaigrissement, peu de sommeil, un peu d'agitation pendant la nuit; les signes d'un certain degré d'éréthisme nerveux. Nous prescrivons un bain de une heure de durée à 34 degrés, au début, suivi d'une douche chaude sur les jambes, de cinq minutes de durée, à 36 degrés, immédiatement après le bain. Après huit jours de traitement, les symptômes gastriques sont restés à peu près les mêmes, néanmoins l'état général est déjà meilleur; le sommeil est calme et suffisamment prolongé, l'agitation a disparu. M. de V... accuse une constipation plus grande. Nous ordonnons une douche ascendante de trois ou quatre minutes, de deux jours l'un ; nous supprimons la douche chaude pour la remplacer par une douche écossaise, prise l'après-midi, à 30 et 35 degrés centigrades, pendant dix minutes. Le traitement est continué ainsi jusqu'au 7 août, jour du départ de M. de V... A cette époque, tous les symptômes dyspeptiques ont disparu; l'appétit et le sommeil sont excellents. L'année suivante, M. de V... revient à Plombières. Il n'a eu que quelques légères atteintes de ses anciennes misères, et il vient, dit-il, chercher la confirmation définitive de sa guérison. Nous prescrivons un bain de deux heures et une douche écossaise chaque jour. Le traitement est bien supporté et M. de V... nous quitte bien portant après trois semaines de séjour.

VIIe Obs. — **Dyspepsie dépendant d'une maladie du foie. Symptômes de péritonite chronique. Légère amélioration.**

Madame L..., âgée de quarante ans, tempérament mixte, constitution primitivement robuste, est atteinte depuis deux ans d'une maladie chronique, caractérisée primitivement par un mouvement fébrile accompagné de douleurs profondes dans l'hypochondre droit, vive sensibilité à la pression, gonflement général et hypertrophie du foie, ictère léger, etc. Cet état subaigu fut combattu avec succès par les révulsifs, les applications répétés de sangsues, les purgatifs, etc., mais, l'hypertrophie du foie persista et donna bientôt naissance à des troubles de la digestion. Il y eut anorexie, nausées, vomissements quelquefois, lenteurs des digestions, puis état chloro-anémique prononcé, essoufflement, bouffissure de la face, souffle carotidien ; dysménorrhée. C'est dans cet état que madame L... nous arrive à Plombières, le 24 juin 1863,

Nous prescrivons des bains tièdes très-longs, trois heures au moins, suivis de quelques minutes de douche Tivoli administrée sur la partie droite du corps, à travers l'eau du bain; deux verres d'eau de la source des Dames, en boisson, et quelques petites promenades.

Sous l'influence de ces moyens, madame L... obtient assez vite une certaine amélioration dans son état. En effet, dix jours après son arrivée, nous constatons que les digestions se font bien mieux, il n'y a eu aucun vomissement, et peu de nausées; le foie dépasse toujours de cinq centimètres le rebord des côtes, et la sensibilité au creux de l'épigastre est à peu près la même. Le traitement est continué pendant huit jours encore sans amélioration nouvelle. Nous prescrivons alors, de deux en deux jours, un bain d'étuve de dix minutes. Mais, après cinq bains de vapeur, nous ne constatons aucun progrès nouveau, et madame L... quitte Plombières.

Elle revient le 22 juin 1864. Nous apprenons que quelques semaines après nous avoir quitté, madame L... a constaté encore une modification progressive favorable dans son état général. Depuis ce temps, les digestions ont continué de se faire mieux et d'une façon moins laborieuse; mais les signes locaux sont restés les mêmes. Nous reprenons l'usage des bains longs et des bains de vapeur de deux jours l'un, après avoir constaté que le foie, devenu insensible, est toujours gros, que la région de l'estomac surtout est le siége d'une vive sensibilité, celle-ci s'étend même à la plus grande partie du ventre, au point que nous nous demandons s'il n'existe pas quelque péritonite chronique, due à ce que l'inflammation se serait étendue du foie au feuillet péritonéal. Malgré un traitement de vingt jours, madame L... ne voit pas sa santé faire de progrès bien sensibles, et elle nous quitte de nouveau, à peu près dans l'état où elle nous était arrivée.

VIIIe OBS. — **Phlegmasie gastrique subaiguë, puis dyspepsie et chloro-anémie, avec anorexie et vive douleur gastralgique.**

Mademoiselle J..., de Beauvais, âgée de vingt-cinq ans, tempérament nerveux-sanguin, constitution primitivement forte, d'une excellente santé habituelle, fut prise au mois de février 1862 d'accidents sérieux du côté de l'estomac. L'affection, qui débuta brusquement, se manifesta tout d'abord par des symptômes graves. Il y eut, en même temps que des douleurs vives avec sensation de plaies, et de déchirures sous-sternales, vomissements de toutes les matières ingérées, même de l'eau glacée; sur le trajet de l'œsophage, les douleurs, fort vives, s'exagéraient à la moindre pression. Simultanément, se développèrent un certain nombre de symptômes réactionnels, fièvre, agitation, insomnie, etc. Pendant une dizaine de jours, cette situation alarmante se maintint, on pensa avoir affaire à un état inflammatoire aigu de l'estomac.

Sous l'influence d'une médication énergique, les symptômes inquiétants s'éteignirent peu à peu ; alors survint un état de faiblesse extrême, lequel subsista pendant cinq ou six mois, accompagné d'une absolue impossibilité de manger quoi que ce fût, sinon quelques cuillerées de lait, ou un peu de blanc de poulet. La douleur épigastrique n'avait pas disparu, mais notablement diminué; elle s'irradiait tantôt vers l'hypochondre droit, tantôt vers le cardia. Les vomissements reparaissaient à intervalles plus ou moins éloignés.

Le traitement consista en vésicatoires, frictions avec pommade au chloroforme, applications calmantes ou résolutives de toute nature ; à l'intérieur, on prescrivit la glace, les opiacés, l'éther, la strychnine, le bismuth, etc.

Depuis le mois de novembre 1862, il y a, dans l'état de mademoiselle J..., une amélioration prononcée, les vomissements ont disparu, et les forces sont revenues ; et, à la condition de minutieusement choisir les aliments, les digestions se font assez bien. Cependant, il y a deux mois, c'est-à-dire au commencement d'avril 1863, les douleurs épigastriques reparurent, et l'amaigrissement revint. Ce fut dans cet état grave que mademoiselle J... arriva à Plombières, au mois de juin 1863. Nous constatâmes des symptômes très-marqués de chlorose, pâleur, souffle carotidien et quelquefois cardiaque, douleurs entre les épaules , bourdonnements d'oreille, éblouissements, impossibilité de lire, vertiges, etc.

Nous eûmes beaucoup de peine à instituer un traitement régulier : les bains, assez difficilement supportés, furent d'abord d'une demi-heure ou de trois quarts d'heure, et pendant quinze jours environ, il nous fut impossible de tenter l'usage de bains plus longs. Et pourtant, nous étions persuadé que nous n'obtiendrions d'amélioration marquée qu'à l'aide de ce moyen. Quand les petits accidents intercurrents, accès de douleurs, agitations, etc., parurent dissipés, nous fîmes prendre à mademoiselle J..., progressivement, jusqu'à deux heures de bain ; mais, après vingt jours de traitement, l'amélioration commença seulement à se montrer d'une manière évidente. Nous engageâmes mademoiselle J... à continuer son séjour à Plombières, et nous lui fîmes, à partir de ce jour, prendre chaque matin un bain de deux heures. Ce fut seulement après la quatrième semaine que l'alimentation, qui jusque-là s'était bornée au lait et aux viandes blanches, put être un peu variée. Les forces augmentaient visiblement, et les divers symptômes de la chlorose disparaissaient peu à peu, en même temps que la sensibilité épigastrique. Quand celle-ci eut tout à fait disparu, c'est-à-dire après sept semaines de traitement, nous suspendîmes l'usage des bains, pour recourir à l'usage quotidien d'une, puis de deux douches écossaises aux températures de 30 et 35 degrés d'abord, puis de 28 et 35 degrés et même de 24 et 35 degrés centigrades. Enfin, dans les derniers jours du mois d'août, mademoiselle J... quitta Plombières, après neuf semaines de traitement ; sans avoir repris toute sa santé primitive, elle était néanmoin revenue à un état fort satisfaisant qui, dès l'abord, eut quelque peine à se maintenir, mais persiste pourtant encore aujourd'hui.

IXe OBS. — **Dyspepsie. Atonie des organes digestifs. Peu d'amélioration.**

Madame M..., de Château-Thierry, âgée de trente-deux ans, tempérament sanguin, constitution robuste, d'une excellente santé habituelle, a été prise il y a deux ans ou deux ans et demi, de divers symptômes dyspeptiques dont rien n'a pu lui révéler la cause. Ce furent d'abord des vomissements qui se répétaient chaque deux ou trois jours au milieu d'une digestion en apparence régulière, puis des flatuosités, un certain degré de constipation habituelle de l'anorexie et un léger sentiment de brûlure au creux épigastrique, sans douleurs névralgiques proprement dites. En résumé, un état presque général des organes de la digestion caractérisé surtout par une atonie profonde. Le traitement qui jusqu'ici, bien qu'il ait été suivi avec régularité, n'a donné à peu près aucun résultat, a consisté dans l'emploi de la pepsine, du charbon de Belloc, des infusions stimulantes, etc. Nous examinons avec soin la région épigastrique, mais la palpation ne nous apprend rien de plus.

21 août. — Nous prescrivons chaque matin un bain de deux heures à 34 degrés, et en sortant du bain, une douche ascendante intestinale de quelques minutes de durée.

26 août. — Madame M... était plus contente de son état; mais aujourd'hui elle a eu un vomissement bilieux, accompagné d'un léger accès de douleur.

29 août. — Nouveau vomissement de matières bilieuses. Un peu de lenteur dans les digestions.

4 septembre. — Madame M... est toujours à peu près dans le même état, bien qu'il n'y ait plus eu de vomissement. Nous prescrivons, en outre du bain et de la douche ascendante, un bain de cercle, de huit minutes, aux températures alternes 29 et 35 degrés centigrades.

13 septembre. — Madame M... éprouve une légère amélioration, peu marquée. Néanmoins, malgré la lenteur des digestions, et un sentiment de brûlure sous-sternale, il n'y a plus de vomissements. Mais ce dernier symptôme est le seul qui ait totalement disparu. Madame M... quitte Plombières.

X[e] OBS. — **Dyspepsie greffée sur un état subinflammatoire de l'estomac. Guérison.**

M. G..., de Bar-sur-Seine, âgé de quarante ans environ, tempérament nerveux-sanguin, constitution athlétique, est atteint depuis fort longtemps de difficultés de la digestion qui, caractérisées ordinairement par un sentiment de gonflement du ventre, quelques éructations inodores, de la tendance au sommeil, se sont compliquées à plusieurs reprises déjà des signes d'une gastro-entérite subinflammatoire. C'était là, au mois de mars 1864, son état habituel, quand sans cause déterminante appréciable, M. G... fut pris subitement de coliques néphrétiques d'une extrême violence, qui pourtant cédèrent assez vite, mais ramenèrent des troubles digestifs dont le retour de la dyspepsie fut la conséquence immédiate. Le malade, dont la robuste corpulence contraste avec un certain degré de manque d'énergie, fut pris d'hypochondrie. Cependant aujourd'hui, grâce aux justes observations qui lui ont été faites, les préoccupations exagérées de M. G... ont cessé.

Actuellement M. G... a les apparences d'une santé parfaite, néanmoins les fonctions de l'estomac s'exécutent encore fort mal ; le malade éprouve pendant presque toute la journée un sentiment d'encombrement de l'estomac et du ventre ; quelques instants après le repas, il se développe sur le trajet de l'œsophage, et au creux épigastrique, une sensation de brûlure qui augmente peu à peu, est accompagnée, lorsqu'elle a acquis un certain degré d'intensité, d'éructations ; mais insensiblement la douleur s'apaise, et la digestion s'achève lentement. Nous prescrivons un bain de piscine à 35 degrés, de trois heures de durée, chaque matin, et de deux en deux jours une douche ascendante intestinale. Le traitement commence le 15 juillet 1864.

24 juillet. — M. G... éprouve depuis deux jours un mieux-être très-grand. Il y a encore, pendant la digestion, les éructations, la somnolence, etc., mais il affirme que toute douleur a disparu. La constipation persistant, nous prescrivons la douche ascendante tous les jours.

1er août. — L'amélioration a encore fait de grands progrès depuis le 24 juillet. M. G... déclare être dans un état complétement normal.

5 août. — M. G... quitte Plombières avec tous les signes de la guérison. Nous n'avons pu avoir de ses nouvelles depuis cette époque.

XIe OBS. — **Dyspepsie. Anorexie. Vertige stomacal. Dysenterie intercurrente.**

M. A..., âgé d'environ trente-cinq ans, tempérament mixte, constitution bonne, teint très-coloré, est atteint depuis plusieurs années de symptômes dyspeptiques qui, à l'origine, consistaient surtout en douleurs sous-sternales, anorexie, paresse de la digestion. M. A... ne sait à quoi faire remonter l'origine de sa maladie. Pendant plusieurs années il ne fit aucun traitement régulier, se bornant à consulter son médecin, chaque fois que les symptômes devenaient difficiles à tolérer. Au mois de décembre 1863, apparurent des symptômes cérébraux qui l'effrayèrent ; subitement il était pris d'éblouissements, perdait pour quelques secondes la faculté de se conduire et de voir, puis tout rentrait dans l'ordre. Divers médecins, entre autres MM. Cerise et Naudet, de Langres, diagnostiquèrent un cas de *vertigo a stomacho læso*. M. le docteur S..., aussi consulté, prescrivit un traitement qui fut suivi, et consista surtout dans l'usage des amers : quassia, quinquina; de la poudre de Quesneville, etc. Au mois de juin, brusquement et sans cause connue, M. A... fut atteint d'une dysenterie, que l'on traita par les moyens appropriés. La dyspepsie survécut à la dysenterie, et le 24 juillet 1864, M. A... vint à Plombières. Les symptômes de la dyspepsie s'étaient compliqués de quelques autres signes ayant leur siége dans l'intestin grêle, et dans le gros intestin. Il y avait fréquemment des borborygmes, quelquefois des coliques, et des alternatives de constipation et de diarrhée. Nous prescrivons, chaque matin, un bain de piscine à 34 degrés centigrades, de deux heures de durée, deux verres d'eau en boisson, et immédiatement après le bain, une douche en pluie à 36 degrés centigrades, sur les parties inférieures du corps.

30 juillet. — M. A... n'a plus eu de douleurs gastralgiques ni de coliques, à partir du troisième jour du traitement; mais quelques légères atteintes de vertige. Ses digestions se font déjà mieux.

5 août. — M. A..., qui continue à digérer aisément, n'a eu que deux légers vertiges depuis le 30 juillet. Il ne ressent plus de douleurs épigastriques. Nous conseillons la douche écossaise, pendant quinze minutes, chaque jour.

13 août. — M. A... quitte Plombières. Depuis le 5 août, il a encore ressenti trois légères atteintes de vertige. Son estomac continue d'aller très-bien.

Cette grande amélioration s'est maintenue telle pendant plusieurs mois, à la suite desquels M. A..., revenu à seshabitudes de travail excessif, est retombé dans un état moins satisfaisant.

XIIe Obs. — **Dyspepsie. Chloro-anémie consécutive. Accidents hystériformes.**

Au mois de mars 1863, mademoiselle B..., d'une bonne santé habituelle, d'un tempérament mixte, d'une constitution robuste, fut prise, à la suite de contrariétés un peu vives, de divers accidents dyspeptiques, anorexie, nausées, etc., accompagnés de douleurs gastralgiques d'une grande violence. Elle ne fit d'abord aucun traitement;

quelques semaines plus tard, sous l'influence de la persistance de la dyspepsie, et par conséquent d'une assimilation insuffisante, se développa, peu à peu, un état chloro-anémique contre lequel furent employés à peu près sans succès un grand nombre de remèdes toniques antispasmodiques. Plus tard encore, les menstrues devinrent irrégulières et moins abondantes; puis apparurent des signes hystériques sous forme d'accès prolongés, et assez violents pour faire craindre quelque fâcheuse complication cérébrale ; nausées très-fréquentes, même en dehors des digestions, céphalalgie incessante, migraines avec vomissements, soubresauts tendineux, etc.

Ce fut dans cet état que mademoiselle B... arriva le 24 juillet 1863. Nous prescrivîmes des bains de piscine à 34 degrés, de deux heures de durée, et de deux à cinq verres d'eau en boisson, progressivement.

Le 1er août il y eut un accès d'hystérie léger, à la suite d'une migraine. Mademoiselle B... garda le lit toute la journée, mais retourna au bain le lendemain. Nous prescrivons la douche écossaise.

7 août. — Nouveau malaise avec quelques symptômes hystériformes. L'estomac est en meilleur état que lors de l'arrivée.

12 août. — Mademoiselle B... a eu aujourd'hui un peu plus de difficultés de digérer, et des coliques qui ont nécessité l'emploi d'un cataplasme.

18 août. — Mademoiselle B... quittera demain Plombières. Elle n'a plus eu d'accès d'hystérie, et la digestion se fait passablement. Mais si l'état général est meilleur, les symptômes locaux ne sont guère moins intenses, et en résumé mademoiselle B... n'a pas beaucoup gagné pendant son séjour à Plombières.

S'il était possible, au milieu de la multiplicité de formes symptomatiques que revêtent les maladies de l'estomac, de créer une famille spéciale de *processus morbides* auxquels on donnerait plus particulièrement le nom de dyspepsies, les huit observations qui précèdent entreraient naturellement dans le cadre embrassé par cette dénomination. Placés, en effet, entre les cas de gastralgie proprement dite, c'est-à-dire de névralgies douloureuses de l'estomac, et ceux dans lesquels les dérangements fonctionnels de l'estomac sont en corrélation avec quelque lésion étangère aux organes digestifs, ceux dont il s'agit représentent réellement la maladie caractérisée par le désordre des fonctions propres à l'estomac. C'est là, à proprement parler, la dyspepsie idiopathique, c'est-à-dire celle dont il ne faut pas chercher la cause en dehors des organes digestifs, et qui ne nous offre des lésions fonctionnelles généralisées qu'à titre de symptômes concomitants ou consécutifs.

Mais malgré cette apparente unité, que de formes diverses, que de nuances dans l'agencement et la subordination des symptômes ; que de degrés dans leur importance réciproque, et combien aussi sont différentes par leur retentissement inégal dans l'organisme, des manifestations morbides, en apparence identiques.

Cette multiplicité et cette variété presque infinie dans la physionomie de la maladie dont nous nous occupons, expliquent non-seulement la richesse de l'arsenal médicamenteux mis en usage contre elle, mais aussi le grand nombre et la variété des eaux minérales qui réclament la dyspepsie dans leur domaine thérapeutique. Malheureusement la science, à cet égard, est encore dans une grande incertitude ; le problème de la valeur et du sens des indications que les dyspeptiques fournissent est resté tout entier à résoudre ;

du moins est-ce à peine si l'on possède les premiers linéaments de la solution. Jusqu'ici, il faut en convenir, Plombières n'en a fourni à peu près aucun, et si les indications relatives à cette station commencent, grâce aux travaux d'hommes intelligents, à être posées avec quelque précision, tout est pourtant à faire relativement aux affections du tube digestif.

Parmi les huit observations qui précèdent, il en est deux sur lesquelles nous voulons tout d'abord appeler l'attention; elles portent les n°s VIII et X. Dans ces deux cas, l'estomac fut le siége de symptômes aigus qui amenèrent une réaction fébrile et firent croire à une phlegmasie de l'organe. Nous voyons même (obs. X) ces symptômes se renouveler à plusieurs reprises, et une phlegmasie chronique de l'organe en être le résultat. Malgré cet appareil symptomatique, rebelle aux moyens ordinaires, et si complexe, l'usage des eaux de Plombières amena toutes les apparences de la guérison. Dans une autre circonstance (obs. VIII), c'est au début que les signes inflammatoires s'étaient montrés, mais avec beaucoup plus de violence encore; puis était survenue à titre de complication, une gastralgie extrêmement douloureuse, et enfin comme symptôme consécutif ou de deuxième ordre (suivant la théorie beaucoup trop exclusive de M. Beau, adoptée par M. Hédouin), tous les signes d'une anémie grave.

En dépit de ces symptômes inquiétants, et à travers des difficultés plus ou moins grandes, un traitement d'une certaine énergie, où les ressources de l'hydrothérapie vinrent compléter celles que fournissait la nature de l'eau, fut institué, et après plus de deux mois, suivi d'une amélioration très-grande que nous n'osons appeler une guérison, mais qui, cependant, a changé totalement les conditions dans lesquelles mademoiselle J... vivait si misérablement.

Les observations rapportées plus haut nous ont déjà appris que l'élément *gastralgie*, au lieu d'être une complication défavorable à l'action de l'eau de Plombières, est au contraire une condition favorable à la guérison. Mais, le succès complet, obtenu dans le cas de l'observation X, nous amène, en le rapprochant de l'effet observé dans l'observation VIII, à nous demander si les eaux de Plombières ne s'adapteraient pas, en outre, au traitement spécial des affections chroniques de l'estomac avec élément inflammatoire. Nous aurons l'occasion de nous convaincre encore davantage de la réalité de ce fait, lorsque nous examinerons leur rôle dans les cas de dyspepsies symptomatiques des lésions organiques.

Quant à l'élément nerveux, sur lequel, nous le voyons déjà, les eaux de Plombières semblent agir d'une façon si marquée, nous le retrouvons jouant un rôle plus ou moins sérieux, et sous des formes diverses dans les cas que relatent les observations V, VI et XII. Dans le premier cas (obs. V), il s'agit d'une dyspepsie, née dans des circonstances spéciales. Pendant longtemps la déglutition elle-même avait été gênée, et la nutrition s'en était évidemment ressentie, puis plus tard, sous l'influence de fatigues excessives de l'esprit, d'un travail forcé, les fonctions de l'estomac s'étaient affaiblies en même temps que l'organe devenait le siége de grandes douleurs. Dans ce cas, le succès a été complet, et s'est maintenu tel, malgré la reprise des conditions au milieu desquelles la maladie s'était développée.

Dans une autre circonstance (obs VI), la gastralgie était, il est vrai, moins prononcée, mais la maladie était entée sur un organisme doué du caractère du tempérament nerveux, à un degré tel, que les conditions générales de l'économie représentaient, on peut le dire, les limites qui séparent le tempérament de la diathèse. En cè cas encore, il y a eu apaisement, momentané sans doute, des symptômes nerveux, excités par la maladie intercurrente, en même temps que guérison complète de celle-ci.

Enfin, nous avons rapporté (obs. XII), l'histoire d'un cas de dyspepsie plus complexe. Nous y voyons que la douleur gastralgique, très-violente dès l'abord et dominant toute la scène, fut peu à peu reléguée au second plan, au fur et à mesure que, sous l'influence des difficultés que causait la dyspepsie à l'alimentation et à l'assimilation, apparurent les signes de la chlorose, et ensuite ceux d'une névrose dont la chloro-anémie favorise au plus haut degré le développement : je veux parler de l'hystérie. Dans ce cas, le résultat du traitement ne fut pas ce qu'on eût désiré, et les symptômes locaux persistèrent avec presque toute leur intensité. Il nous semble entrevoir l'explication de ces différences dans les succès obtenus. L'élément nerveux, que nous regardons comme le symptôme relevant directement des eaux de Plombières dans la dyspepsie, occupe une place différente dans chacun de ces trois cas. Symptôme prédominant dans un cas (obs. V), symptôme fondamental, constitutionnel, dans le second (obs. VI), il a, dans le troisième, à peu près disparu comme névralgie locale, pour se montrer postérieurement à titre de conséquence de second ordre, laissant à l'*atonie* le premier rang parmi les symptômes locaux. Nous nous trouvons ainsi ramenés à une autre forme de dyspepsie, la dyspepsie peu douloureuse, avec prédominance d'atonie et d'anorexie. Nous pouvons rapprocher ce cas de celui rapporté dans l'observation IX, où un ensemble de symptômes se résumant en anorexie habituelle, atonie et paresse des organes digestifs, vomissements et constipation, sans douleur, ne furent que très-faiblement modifiés, en ce sens que les vomissements seuls furent diminués de fréquence pendant le traitement. Ces observations, et d'autres que nous n'avons pas insérées ici, parce qu'il fallait nous limiter, nous font soupçonner que les dyspepsies caractérisées spécialement par l'atonie et la torpeur de l'estomac seraient celles auxquelles les eaux de Plombières s'adapteraient le moins bien. Aussi, dans le cas rapporté par l'observation VII, ne sommes-nous pas éloigné de croire que, en dehors de la complication hépatique et peut-être péritonéale, la forme même de la dyspepsie a diminué de beaucoup l'étendue du résultat que nous aurions pu attendre du traitement.

Nous avons encore rapporté (obs. II) un cas de vertige symptomatique d'une dyspepsie déjà ancienne avec douleur gastralgique. Ce fait est remarquable en ce que, sous l'influence du traitement, les symptômes se sont désunis, et tandis que la gastralgie se guérissait avec facilité, les autres symptômes gastriques persistaient. Il ressort de là, tout naturellement, une nouvelle preuve en faveur de ce que nous avons déjà fait observer plusieurs fois, c'est-à-dire l'action particulière des eaux de Plombières sur l'élément nerveux dans les maladies. C'est un point important sur lequel nous aurons encore plus d'une fois, sans doute, l'occasion de revenir.

Dans tous les cas que nous avons étudiés jusqu'ici, nous avons toujours trouvé pour siége sinon unique, du moins primitif du mal, l'estomac. Pourtant (obs. VII), une fois déjà, la dyspepsie avait été précédée d'une hypertrophie du foie qui persista malgré le traitement. Mais, indépendamment de ces cas dans lesquels les premières manifestations des causes morbifiques ont pour siége l'estomac ou une des annexes immédiates de la digestion (appareil biliaire, par exemple), on en rencontre très-fréquemment et en grand nombre dans lesquels les symptômes dyspeptiques sont sous la dépendance de lésions fonctionnelles ou autres ayant un siége plus ou moins éloigné ; nous voulons parler de la grande classe des dyspepsies symptomatiques.

Les indications, ici, cela n'a pas besoin d'être expliqué, se tirent en grande partie et souvent en totalité de la maladie ou de la lésion primitives ; néanmoins les questions que nous avons déjà soulevées relativement aux formes de la dyspepsie ne disparaîtront pas totalement, mais se présenteront à notre étude sous une forme nouvelle, rappelant par certains côtés la physionomie des premiers problèmes que nous venons de tenter de résoudre. C'est ainsi que nous aurons à nous demander si certains éléments morbides qui semblaient dominer les effets cliniques, lorsqu'ils constituaient des symptômes locaux, ne conserveront pas de leur valeur primitive, lorsque nous les retrouverons soit comme symptômes généraux, soit comme éléments constitutionnels ou diathésiques.

De plus, la base sur laquelle reposent les indications thérapeutiques s'élargissant par la richesse numérique des symptômes, les difficultés augmentent, lorsqu'il s'agit de préciser ces indications. Le problème, en effet, peut avec la même facilité être attaqué par divers côtés ; il est donc susceptible de recevoir plusieurs solutions légitimes. Mais hâtons-nous de quitter le terrain des réflexions trop générales, pour celui plus solide des faits cliniques, et reprenons la série de nos observations.

III

XIIIe OBS. — **Dyspepsie symptomatique d'une irritation spinale. Symptômes nerveux.**

Mademoiselle Br..., âgée de trente-deux ans, d'un tempérament lymphatique, d'une constitution frêle, est atteinte depuis une quinzaine d'années d'une affection complexe dont les manifestations se sont accrues en fréquence et en intensité, mais ont gardé les mêmes formes depuis le début. Mademoiselle Br... qui a été réglée à dix-sept ans, mais chez qui le flux menstruel n'a jamais eu une abondance normale, car ses règles n'ont jamais duré qu'un jour, fut prise, vers l'âge de dix-huit ans, de douleurs assez fréquentes, se renouvelant surtout pendant les digestions, et ayant leur siége dans le creux épigastrique, dans les flancs, au niveau des fausses côtes et sur la région lombaire. Indépendamment des douleurs spontanées, la pression révélait dans toutes ces régions un excès de sensibilité qui devenait manifeste surtout le long de la colonne vertébrale. A peu près dès le début, il y eut chaque fois que les douleurs se montraient de l'anorexie, de l'oppression, et presque toujours après quelques régurgitations aqueuses, vomissement des matières ingérées. Depuis le commencement de la maladie, les symptômes se sont peu modifiés ; mais, l'ensemble de la maladie a pris *plus de corps*, si je puis ainsi dire, les symptômes n'apparaissent plus l'un sans l'autre, et dans l'intervalle des manifestations morbides, mademoiselle Br... présente presque tous les signes d'une bonne santé ; elle a donc de véritables accès de dyspepsie, au point qu'elle-même caractérise son état en disant : *Mon mal m'a pris*, ou *ne m'a pas pris*. Elle veut parler non-seulement de la dyspepsie, mais aussi de l'irritation spinale. Nous trouvons, à la palpation, de l'hypéresthésie très-prononcée tout le long de la moelle épinière et particulièrement dans la région lombaire. La marche est normale ; il n'y a jamais eu de symptômes d'affaiblissement musculaire ou nerveux.

Mademoiselle Br... a surtout été soumise à l'usage des médicaments toniques : quinquina, ferrugineux, quassia, etc. A diverses reprises aussi on a eu recours aux antispasmodiques. Nous ne trouvons ni souffle carotidien, ni lésion cardiaque. Mademoiselle Br... est tourmentée de pertes blanches assez abondantes ; mais ce symptôme récent ne remonte qu'à quinze ou dix-huit mois.

Nous prescrivons des bains tièdes à 34 degrés et d'une heure de durée, en baignoire. Le traitement commence le 6 août 1864.

Le lendemain de son arrivée, mademoiselle Br... est prise d'un de ses accès : une demi-heure environ après son repas, composé de laitage et de viande rôtie, elle a commencé à ressentir dans la région sous-sternale, en même temps que dans la région lombaire, des douleurs de plus en plus vives ; puis sont venus les borborygmes, les nausées, et enfin, après quelques efforts, le vomissement des aliments. Interrogée par nous sur les causes qui amènent de tels résultats, mademoiselle Br... nous apprend alors que le moindre dérangement dans l'heure de ses repas suffit pour lui donner un accès, ne s'agît-il que de dix ou quinze minutes. L'heure que nous lui avions assignée pour son bain ayant un peu retardé le moment de son repas, nous avons été la cause involontaire de son accès.

14 août. — Mademoiselle Br... a eu hier et aujourd'hui

deux accès de névrose, mais très-légers et sans vomissements. Les douleurs gastralgiques étaient presque nulles ; les lombes étaient surtout le siége de vives douleurs. Nous prescrivons, chaque soir, indépendamment du bain du matin, une douche de vapeur le long de la colonne vertébrale, d'un quart d'heure de durée.

20 août. — Mademoiselle Br... n'a pas eu d'accès depuis le 14. Ce soir, une syncope légère, en sortant de la douche de vapeur, résultat, sans doute, d'une aération insuffisante du cabinet.

26 août. — Nouvel accès de violence moyenne ; vomissements. Le tout causé par un changement dans l'heure du repas. Les règles apparaissent.

28 août. — Mademoiselle Br... a repris son traitement aujourd'hui, les règles n'ont duré qu'un jour.

30 août. — Mademoiselle Br... quitte Plombières, n'ayant eu que quatre accès, dont deux légers, dans l'espace de vingt-quatre jours, tandis que chez elle ils reviennent tous les trois et souvent tous les deux jours.

Nous nous sommes d'abord demandé si les symptômes nerveux siégeant dans la colonne vertébrale n'étaient qu'une forme exagérée du point douloureux vertébral qui se rencontre souvent dans les dyspepsies ; mais l'intensité de ces symptômes nous a empêché d'admettre cette opinion et nous nous sommes arrêté à l'idée que nous avions affaire à une affection nerveuse de l'estomac, sinon symptomatique, du moins *synchronique*, d'une irritation spinale. La lésion des centres nerveux est purement fonctionnelle ; sa persistance pendant quinze années, sans amener de troubles dans la motilité et la sensibilité des membres, la forme par accès des manifestations pathologiques le prouvent suffisamment. Si l'estomac seul avait été le siége des douleurs, nous aurions pu rapprocher ce fait de celui rapporté plus haut (obs. III) ; mais le traitement a donné dans les deux cas des résultats fort différents, et en mettant ces résultats en parallèle l'un avec l'autre, nous sommes amené à cette conclusion, que si, d'après l'observation III, nous avons pu supposer que dans les névralgies douloureuses de l'estomac, se manifestant par accès et réduites à un seul symptôme, cas rares, d'ailleurs, l'action des eaux de Plombières, et peut-être, comme le croit M. Durand-Fardel, de toutes les eaux minérales est bien amoindrie, rien n'autorise à induire qu'il en serait de même pour des névroses plus étendues et comprenant l'estomac au nombre des organes qu'elles intéressent. Nous avions vivement désiré savoir si chez mademoiselle Br... l'amélioration s'est maintenue ; mais notre cliente, qui avait promis de nous donner de ses nouvelles, étant allée habiter une partie reculée de l'Allemagne, nous n'avons plus entendu parler d'elle.

Une des variétés les plus fréquentes de la dyspepsie secondaire, c'est celle dans laquelle la maladie est liée au rhumatisme sous toutes ses formes : douleurs fixes, vagues ; diathèse, etc. Nous allons en citer quelques exemples.

XIVe Obs. — **Dyspepsie atonique et flatulente. Etat rhumatismal antécédent. Miliaire chronique. Sueurs fréquentes.**

M. Richer, âgé de soixante ans, est un homme d'une taille élevée, d'un tempérament lymphatique, d'une constitution robuste. Il n'a jamais été malade avant l'âge de cinquante-deux ans, époque à laquelle il eut une miliaire, qui passa à l'état chronique. A peu près à la même époque, il commença à éprouver, sous l'influence de fréquents refroidissements, des douleurs rhumatismales vagues, tantôt vives, tantôt sourdes, et parcourant les diverses régions du corps. Ces douleurs rhumatismales occupèrent non-seulement les membres, mais aussi les viscères, et surtout les intestins et l'estomac, où, en définitive, elles amenèrent un état dyspeptique persistant encore aujourd'hui. Les douleurs sont peu intenses, mais l'organe est frappé d'atonie ; les digestions se font avec la plus grande lenteur, et s'accompagnent d'émissions très-abondantes de gaz inodores. M. R... est obligé de suivre un régime extrêmement sévère ; il limite strictement la quantité de ses aliments, et se borne à l'usage d'un peu de viande rôtie. En outre, sous l'influence de la moindre émotion, du plus léger exercice, il est pris encore de sueurs abondantes.

M. R... vient à Plombières le 20 juin 1863. Nous prescrivons d'abord un bain de deux heures, chaque matin, dans la piscine tempérée. à 35 degrés centigrades, suivi d'une douche en colonne, à 35 degrés centigrades pendant un quart d'heure. Huit jours après le commencement du traitement, la prédisposition aux transpirations excessives a disparu ; M. R... fait une longue promenade sans en être incommodé.

L'état de l'estomac ne s'est pas sensiblement amélioré. Nous conseillons, en outre du traitement prescrit ci-dessus, l'usage progressif de l'eau de la source des Dames, en boisson, de un à cinq verres par jour.

2 juillet. — Plus de sueurs, malgré de longues promenades et des exercices relativement violents. La lenteur des digestions est toujours la même : les éructations sont moins nombreuses.

4 juillet. — Depuis deux jours la digestion se fait bien mieux ; hier, M. R... a pu dîner à la table d'hôte, à peu

près comme chacun, et sans aucun inconvénient. Nous lui recommandons un peu plus de prudence.

12 juillet. — Malgré des précautions, l'amélioration ne s'est pas complétement maintenue : les sueurs ne paraissent plus ; les digestions se font néanmoins plus vite qu'auparavant et avec beaucoup moins de flatuosités.

14 juillet. — Même état. M. R... quitte Plombières.

XVe Obs. — **Dyspepsie sous l'influence d'une diathèse rhumatismale.**

M. Val..., âgé de cinquante-quatre ans, est un homme d'une taille élevée, d'un tempérament sanguin, d'une constitution athlétique, qui, sous l'influence de veilles prolongées, de nuits nombreuses passées sans sommeil et couché sur le sol, a ressenti successivement, dans presque toutes les parties du corps, des douleurs rhumatismales, dont la répétition a fini par dévier la constitution de sa *formule* normale et amener une modification diathésique aujourd'hui bien établie. C'est dans ces conditions, qu'en 1862, M. Val... fut pris de dérangements dans les digestions, caractérisés surtout par l'anorexie, la douleur sous-sternale, la constipation, la soif pendant la digestion, qui pourtant se faisait, au dire du malade, aussi vite qu'auparavant. Depuis le début de la dyspepsie, il a surtout suivi, mais avec peu de succès, un traitement antiphlogistique, par les sangsues et même les saignées.

Arrivée à Plombières, le 20 août 1864. Le traitement au début consiste en un bain quotidien de trois heures de durée ; les deux premières heures passées dans une piscine à 35 degrés environ. Sous l'influence de ce traitement, l'état des digestions s'améliore sensiblement ; mais les douleurs rhumatismales, qui actuellement occupent les deux épaules, ne sont pas encore modifiées après huit jours de traitement. Nous prescrivons une douche en colonne, à 36 degrés et pendant un quart d'heure, en dehors du bain, et de deux en deux jours un bain russe de dix à quinze minutes de durée, pris au milieu de l'après-midi.

7 septembre. — Les premières étuves ont fait disparaître les douleurs rhumatismales. Les fonctions digestives se font d'une manière moins satisfaisante que quelques jours auparavant. — Prescription : suspendre l'usage de la douche chaude. Le malade accuse un certain degré de constipation. Nous conseillons la douche ascendante deux ou trois jours de suite.

12 septembre. — M. Val... quittera Plombières demain. Il a pris vingt et un bains, onze douches et cinq bains de vapeur. Il ne ressent plus ses douleurs que légèrement quand la température varie ; l'appétit est assez bon, et la digestion se fait un peu lentement, mais sans douleur.

XVIe Obs. — **Diathèse rhumatismale. Accès d'oppression. Dyspepsie.**

M. Bon... (de Lausanne), d'un tempérament mixte, d'une constitution primitivement bonne, est atteint depuis de longues années de rhumatismes musculaires ambulants. Il y a deux ans que le principe rhumatismal paraît s'être fixé sur les régions thoraciques et diaphragmatiques ; le malade éprouve parfois une grande difficulté de respirer. Ces accidents ont encore pris de l'extension après une chute dans laquelle le thorax a supporté une forte contusion.

Depuis un certain temps, le malade éprouve aussi des

symptômes dyspeptiques plus ou moins sérieux, inappétence, état saburral des premières voies, sentiment de gonflement au creux de l'épigastre, légère constipation.

En 1860, une première saison passée à Bourbonne-les-Bains, où il a été fait usage de l'eau en bains d'une demi-heure et en douches chaudes, a amené une certaine amélioration, surtout dans la violence des douleurs vagues ; c'est en raison de la persistance des symptômes dyspeptiques qu'en 1861 M. B... est envoyé à Plombières.

Le traitement consista en bains de piscine (35 degrés), trois heures chaque matin ; et de trois en trois jours, bain russe avec douche tiède en pluie très-fine. Après trois semaines de séjour, M. Bon... quitta Plombières, ayant peu gagné quant à l'état général, mais digérant mieux et sans douleur.

Nous aurions pu aisément, si nous n'avions craint d'être entraîné trop loin, citer beaucoup d'exemples de ce genre ; mais ces trois observations suffiront pour montrer d'abord que les eaux de Plombières agissent favorablement dans les cas de dyspepsies liées à un état rhumatismal devenu plus ou moins constitutionnel ou diathésique. Une étude attentive de l'observation XIV nous permettra de pousser plus loin nos inductions. En effet, nous voyons, sous l'influence d'une miliaire primitive qui passe à l'état chronique, sous la forme de sueurs fréquentes, des refroidissements répétés être l'origine de rhumatismes, lesquels finissent par dévier l'organisme et modifier la constitution. Dans ces conditions et une fois la diathèse bien établie, la dyspepsie se développe. Néanmoins, malgré l'action si connue et si étendue des eaux de Plombières contre les manifestations rhumatismales, le traitement n'a été suivi que d'un résultat incomplétement satisfaisant ; nous ne pouvons nous expliquer ce fait que par la prédominance des symptômes d'atonie dans la dyspepsie.

En effet, l'observation XV nous montre un organisme envahi par la diathèse rhumatismale aux prises avec une dyspepsie douloureuse, à prédominance nerveuse, si j'ose ainsi dire, et contre laquelle l'action des eaux de Plombières a eu les plus heureux résultats. Dans le cas de l'observation XVI, la diathèse était si complète que le rhumatisme avait envahi non-seulement les muscles périphériques, mais même le diaphragme.

Nous pouvons ajouter que dans maintes autres circonstances nous avons eu à nous louer de l'application des eaux de Plombières au traitement des dyspepsies symptomatiques d'une diathèse rhumatismale. Bien d'autres eaux minérales réclament le même rôle; mais les études comparées sont encore tout entières à faire, et d'ailleurs nous n'avons pas eu l'intention de nous en occuper.

Dans une autre partie de ce travail, nous avons rencontré des exemples de dyspepsie ayant entraîné, à titre de complications secondaires, de la chloroanémie et des accidents nerveux. La maladie suit souvent une évolution contraire, et dans ce cas c'est la dyspepsie qui est le phénomène secondaire; nous croyons que les faits de cette catégorie fourniraient à la clinique de Plombières ses plus beaux succès. Nous en citerons quelques exemples.

XVIIe OBS. — **Chlorose liée à la ménopause. Névropathie générale. Dyspepsie. Gastralgie.**

Madame Ver..., âgée de quarante-sept ans, d'une bonne santé habituelle, d'un tempérament nerveux, d'une constitution moyenne, réglée à seize ans, mariée à vingt-deux, a eu quatre enfants après des couches toujours très-heureuses. Dans le courant de l'hiver de 1863, ses règles diminuèrent progressivement de quantité, en même temps que les époques étaient précédées et suivies de pertes blanches. Il survint, presque dès le début de ce dérangement menstruel, certains autres symptômes plus ou moins inquiétants : de l'engourdissement dans les membres, un peu de gonflement chaque matin à la figure et aux mains. L'urine, examinée à cette époque, ne contenait aucune trace d'albumine. Il y eut bien ensuite un peu d'oppression ; mais pas d'autre trouble du côté des organes pulmonaires, ni du cœur ; l'utérus n'est le siége d'aucune altération.

Il y a quelque temps, sont survenues à titre de complications, des douleurs vagues, névropathiques, générales, en même temps qu'une grande sensibilité et des douleurs spontanées au creux épigastrique. Les digestions se font mal, lentement, avec des élancements assez vifs dans le flanc et dans les espaces intercostaux ; quelques éructations, jamais de vomissements. Il n'y a pas de constipation. Un peu de souffle carotidien. C'est le 20 juillet 1864 que madame V... arrive à Plombières. Nous prescrivons d'abord chaque jour un bain d'une heure et demie dans une piscine à 35 degrés centigrades et l'eau ferrugineuse aux repas.

26 juillet. — Madame V..., depuis deux jours, se trouve déjà beaucoup mieux ; les douleurs névropathiques générales sont presque complétement dissipées ; sous l'influence, sans doute, autant du changement de conditions hygiéniques que de l'action minéro-thermale, l'appétit est beaucoup meilleur, et les digestions se font assez vite, mais toujours encore à travers de vives douleurs gastralgiques. Nous nous contentons de prescrire deux heures de bain, au lieu d'une heure et demie, et la continuation de l'usage de l'eau ferrugineuse.

2 août. — Madame V... a voulu, sans mon conseil, prendre un bain très-long, elle a failli avoir une syncope en sortant. Mais sa santé, depuis quelques jours, a considérablement gagné ; le teint est excellent, l'appétit très-suffisant; la digestion se fait bien et les douleurs gastralgiques sont devenues presque insignifiantes ; le sommeil est calme. Madame V... est enchantée de son état.

14 août. — Madame V... quitte Plombières. — L'amélioration signalée plus haut s'est maintenue.

Si, dans le cas que nous venons de résumer, le résultat a été aussi satisfaisant, c'est que là se trouvaient réunies les conditions que nous regardons comme les plus favorables au succès de l'emploi des eaux de Plombières; chlorose légère, névropathie généralisée, dyspepsie franchement gastralgique; tout cela enté sur un tempérament nerveux. Le traitement, comme on l'a vu, fut des plus simples : il consista simplement en un bain pris chaque matin, et quelques verres de la source ferrugineuse aux repas. Nous citerons encore un cas analogue où, malgré des symptômes beaucoup plus graves, nous sommes arrivé, après un traitement bien plus long, à d'aussi heureux résultats.

XVIIIe OBS. — **Chloro-anémie légère. Névropathie générale. Gastralgie dyspeptique.**

Dans le courant du mois de septembre 1861, à une époque fort avancée de la saison, quand déjà les derniers malades quittaient Plombières, madame de R... nous était adressée. D'une bonne santé habituelle, mais d'un tempérament nerveux, d'une constitution bonne, elle était, depuis plusieurs mois déjà, tombée dans un grand état de faiblesse, qui ne faisait qu'augmenter. Sous l'influence d'une légère chloro-anémie avec dysménorrhée, des symptômes nerveux s'étaient montrés : agitation, manque de sommeil, céphalalgie sous forme de migraines, etc. Mais l'estomac était le siége des lésions fonctionnelles les plus sérieuses. Madame de R... ne pouvait, depuis plusieurs semaines, digérer que quelques cuillerées de lait ou de bouillon ; et encore la digestion était-elle accompagnée de douleurs extrêmement vives dans l'épigastre et dans toute la région précordiale. La constipation était habituelle. La maigreur était extrême. Malgré la gravité de la situation, nous pensâmes qu'il y avait une indication dominante, c'était de faire appel avant tout aux propriétés sédatives du système nerveux, si caractéristiques du bain de Plombières. Madame de R... prit donc, chaque matin, un bain de une heure de durée, et un demi-verre d'eau de la source des Dames, une heure après le repas, à titre d'excitant léger, comme les infusions chaudes. Après quinze jours de traitement, la durée du bain fut portée d'une heure à une heure et demie. Les symptômes généraux furent ceux qui cédèrent les premiers ; l'agitation cessa et le sommeil revint quand l'état de l'estomac n'était encore guère meilleur. Le régime, pendant les trois premières semaines, dut être surveillé avec grand soin ; le bouillon, le lait et la viande de poulet furent les seuls aliments que l'estomac supportait. Pendant six semaines, malgré la rigueur de la saison, le traitement fut continué sans aucun changement et sans accident. Nous ne pouvons mieux peindre l'évolution que suivit la guérison qu'en disant qu'elle marcha régulièrement et progressivement depuis le premier jour jusqu'au dernier. Quand madame de R... quitta Plombières, elle avait repris de l'embonpoint avec l'appétit ; les douleurs gastralgiques avaient complétement disparu ; le sommeil était excellent.

En 1862, au mois d'août, madame de R... revint à Plombières. L'amélioration obtenue en 1861 ne s'était pas démentie; néanmoins quelques douleurs gastralgiques, survenues à la suite d'une angine tonsillaire, décidèrent la malade à revenir. Le traitement fut le même que l'année précédente. En 1863 madame de R..., en bonne santé, ne jugea pas à propos de recourir aux eaux minérales.

L'observation qui précède représente à nos yeux le type des dyspepsies névropathiques, au traitement desquelles les eaux de Plombières sont constamment favorables, même dans les cas graves, pourvu que les malades aient la patience de suivre un traitement suffisamment prolongé ; elle reproduit d'ailleurs, avec plus d'accentuation dans les détails, l'observation XVIIe.

Quelquefois, il arrive que la diathèse névropathique sous l'influence de laquelle s'est développée la gastralgie est elle-même dominée par une cause inattaquable par les moyens thérapeutiques ; dans ces circonstances le traitement le plus rationnel pourrait rester infructueux; son action est toujours fort amoindrie. C'est sans doute à cette coïncidence que nous avons dû de n'obtenir dans le cas suivant qu'une amélioration.

XIXe Obs. — **Névropathie généralisée entretenue par des causes morales. Gastralgie dyspeptique.**

Mademoiselle Lam..., de Lyon, âgée de vingt-sept ans, était depuis plusieurs années sous l'influence d'accidents névropathiques variés, dont l'intensité et la fréquence avaient notablement altéré sa santé. D'une constitution primitivement bonne, d'un tempérament sanguin-nerveux, elle ressentit, au début, à la suite de peines morales très-vives, les premières atteintes de sa maladie, sous forme de névralgies diverses : intercostale, temporale, urétrale, etc. Puis, peu à peu la diathèse névropathique se dessina, et se manifesta par des symptômes généraux et notamment des accès hystériformes avec mouvements convulsifs. L'appétit diminua, la maigreur survint ; puis mademoiselle L... refusa de recevoir ses amies, son caractère devint morose ; elle était accablée par le *tædium vitæ* porté au plus haut degré. Lorsque nous la vîmes pour la première fois, nous la trouvâmes d'une extrême maigreur ; les manifestations névropathiques avaient des retentissements dans tous les organes, mais spécialement sur les fonctions digestives. Il y avait du dégoût pour tous les aliments possibles, et absolument aucun appétit. Mademoiselle L... mangeait excessivement peu, et encore avec grande répugnance. Elle souffrait continuellement, le plus ordinairement d'une douleur à l'épigastre. Quand la douleur n'était pas épigastrique, elle se présentait sous forme de névralgie intercostale, dans la région du foie ; d'autres fois la douleur avait son siége dans la fosse iliaque droite.

Toutes les médications furent mises en usage : révulsifs cutanés, vésicatoires, ventouses, applications de chloroforme, bains émollients et sulfureux, affusions froides, hydrothérapie, quinquina, strychnine, amers, antispasmodiques, etc. Tout cela fut employé sans grand résultat. Ajoutons enfin que mademoiselle L... avait fait inutilement plusieurs séjours aux bains de mer. C'est dans ces conditions qu'elle nous fut adressée au mois de juin 1863.

Le traitement, qui consista d'abord simplement en un bain d'une heure environ le matin, fut continué pendant à peu près un mois sans aucune amélioration bien évidente ; il y eut même, sous l'influence sans doute d'une légère excitation, résultat de l'action physiologique du bain, une certaine exacerbation dans les symptômes. Tous les deux ou trois jours, quelquefois même plus souvent, nous étions appelé à l'occasion de quelque accès gastralgique d'une très-grande violence et nécessitant l'emploi de révulsifs sinapisés, de cataplasmes émollients, de laudanum à l'intérieur, etc. En dépit de tout cela, mademoiselle L... paraissait pourtant plus forte que lors de son arrivée ; elle pouvait faire de courtes promenades. Enfin, après un mois d'attente, l'appétit devint un peu meilleur, et les crises s'éloignèrent davantage. Nous nous hasardâmes alors à faire prendre à mademoiselle L... quelques douches écossaises, que les souvenirs d'un traitement hydrothérapique antérieur lui faisaient beaucoup redouter. Elle les supporta parfaitement, même aux températures de 26 et 35 degrés centigrades. Les forces revinrent encore un peu, les idées étaient moins sombres, et deux ou trois fois, mademoiselle L... mangea avec un appétit réel. Cependant les accès de névralgie revenaient presque aussi fréquemment, mais, il est vrai, infiniment moins intenses, et ne nécessitant plus d'autre remède que de petites infusions chaudes. Le traitement dura sept semaines, après lesquelles mademoiselle L..., à peu près dans l'état que nous venons de décrire, avec un peu plus de forces, un peu moins de souffrances encore, mais menacée de nostalgie, quitta Plombières. Après son départ, l'amélioration ne fit que s'accroître de jour en jour, et actuellement, mademoiselle L... est dans un état de santé excellent.

Nous aurions pu placer ici un certain nombre d'observations de dyspepsies secondaires formant d'autres subdivisions parmi les diverses formes de cette maladie ; les dyspepsies dépendant, par exemple, des affections vésicales, intestinales, etc. ; mais, presque toujours, dans les cas de ce genre, à la maladie primitive appartiennent les symptômes les plus sérieux, et les indications qui en découlent déterminent le traitement.

IV

Il nous reste à étudier une dernière série de dyspepsies, c'est-à-dire celles qui sont symptomatiques de lésions organiques ayant leur siége dans l'estomac lui-même. On pourra trouver bizarre de rencontrer ici des cas d'ulcère de l'estomac, par exemple, rangés sous la rubrique de *dyspepsies;* mais, en commettant cette hérésie vis-à-vis de la classification nosologique, nous avons eu en vue surtout le ym ptôme en raison duquel le traitement thermal peut être appliqué.

Dans quelle mesure ce traitement est-il susceptible de donner des résultats favorables ? Cela dépend avant tout de la nature de la lésion fondamentale dont la dyspepsie est le symptôme. Nous n'avons pas la prétention, il est à peine besoin de le dire, de guérir le cancer de l'estomac à l'aide des eaux de Plombières ; nous pensons même que quand le diagnostic ne laisse plus aucun doute à cet égard, il vaut mieux s'abstenir totalement que d'entreprendre un traitement, à peu près toujours inutile, même comme palliatif. Mais il est toute une série de lésions plus ou moins faciles à déterminer, en tête desquelles, pour ce qui regarde Plombières, nous placerons l'ulcère de l'estomac, et contre les symptômes desquelles on emploiera avec beaucoup d'avantages le traitement thermal.

Avant de citer des observations justificatives, nous remarquerons que l'inflammation chronique de l'estomac, c'est-à-dire cet état semi-inflammatoire que nous avons rencontré à titre de complication dans certains cas de dyspepsie idiopathique, étant dans la majorité des cas très-heureusement modifié par l'usage de l'eau de Plombières, l'analogie permettait de supposer que lorsqu'il s'agirait d'une inflammation locale, fût-elle de nature spéciale, les choses pourraient se passer à peu près de même. L'observation suivante montrera dans quelle mesure l'état général, altéré par la lésion gastrique, peut être modifié après une seule saison.

XXe OBS.—**Gastrorrhagies multiples. Tumeur épigastrique de nature douteuse. Chloro-anémie.**

M. R..., tout en ayant conservé les apparences d'une bonne santé, souffrait depuis un certain nombre d'années de douleurs à l'estomac ; ce fut en 1861 que les symptômes prenant une forme plus grave, il en fit part à son médecin. A cette époque déjà il y avait de la douleur épigastrique très-prononcée. On recourut aux frictions opiacées, ou résolutives ; on prescrivit le laudanum à doses fractionnées, le sous-nitrate de bismuth, le charbon, la strychnine, etc. A l'aide de ces moyens, les symptômes s'apaisèrent pour reparaître plus tard et être ordinairement combattus avec avantage par les moyens précités. Cependant l'année dernière (1863) au mois de mai, en examinant le malade, on découvrit, à la région épigastrique, un empâtement, et une tumeur assez bien accusée à la palpation ; elle était le siége de douleurs lancinantes. Les symptômes dyspeptiques étaient restés les mêmes. M. R... fut envoyé à Plombières; mais au lieu de suivre les avis de son médecin, il alla aux bains de mer. Là il fut pris d'accidents sérieux : il eut plusieurs gastrorrhagies abondantes qui effrayèrent à juste titre le médecin qu'il avait consulté. Il revint chez lui amaigri, affaibli, et souffrant autant de l'estomac. Les douleurs étaient continues, les digestions difficiles et accompagnées d'éructations. On appliqua, sur l'épigastre, plusieurs vésicatoires, puis un large cautère ; le régime fut sévèrement surveillé, l'alimentation exclusivement lactée.

Sous l'influence de ce traitement, une amélioration réelle se produisit ; la teinte jaune de la face diminua progressivement ; la douleur épigastrique s'éteignit peu à peu, et s'irradia vers les parties déclives du ventre ; l'empâtement cessa d'être appréciable. Depuis cette époque, il n'y eut qu'un vomissement suspect, au mois de novembre 1863. Au mois de juin 1864, quand M. L... vient à Plombières, nous trouvons la région épigastrique plus libre, souple et presque indolente à la pression ; mais les digestions sont très-pénibles et très-lentes ; le malade est obligé de se lever presque toutes les nuits pour favoriser le travail de la digestion en se promenant dans sa chambre ; son régime est toujours très-sévère.

Nous prescrivons chaque matin un bain de deux heures au moins, dans l'une des piscines du bain tempéré, à 34 degrés centigrades. Sous l'influence de ce moyen unique, l'état général s'amende tout d'abord, l'appétit est meilleur et M. L... est tenté de quitter son régime sévère ; le teint s'éclaircit, les forces augmentent. Dix jours après le début, nous prescrivons la douche écossaise à 28 et 35 degrés centigrades. Les symptômes locaux perdent leur intensité à mesure que l'état général s'améliore. M. L... cesse bientôt de se lever pendant la nuit, et nous lui permettons quelque variété dans son régime. Vers la fin de la cure, les forces augmentent encore ; M. L... peut faire des promenades assez longues. Le traitement dure un mois, après lequel M. L... quitte Plombières dans un état relativement fort satisfaisant.

XXIe Obs. — **Ulcération de l'estomac. Symptômes dyspeptiques et gastralgiques.**

Madame B..., d'un tempérament nerveux très-prononcé, d'une constitution robuste, est atteinte depuis longtemps de symptômes dyspeptiques, avec douleur presque permanente au côté gauche de la région épigastrique, c'est-à-dire dans toute la partie de cette région qui correspond au grand cul-de-sac de l'estomac. En 1863, madame B... nous fut adressée comme dyspeptique ; elle passa à Plombières vingt-quatre jours, pendant lesquels elle suivit un traitement qui consista en bains de piscine de deux heures, à 35 degrés centigrades, en douches ascendantes intestinales, et en douches écossaises ; sa cure se fit sans aucun incident, et madame B... retourna chez elle avec une amélioration très-marquée dans sa santé. Mais au mois de décembre 1863, madame B... eut subitement une gastrorrhagie considérable, que tous ses médecins considérèrent, en raison de l'absence des signes généraux d'une dégénérescence carcinomateuse, comme due à un ulcère rond de l'estomac. Un traitement long et sévère fut institué ; l'état général se maintint dans des conditions satisfaisantes, à part de très-légères traces de chloro-anémie ; la douleur épigastrique persista, avec un certain degré d'intensité. Madame B... revint à Plombières au mois d'août 1864 ; elle suivit un traitement qui fut à peu près le même que celui qu'elle avait suivi l'année précédente, à cela près que la constipation étant beaucoup moins fréquente, elle dut recourir moins souvent aux douches ascendantes. Sous l'influence de ces moyens, les mêmes modifications favorables qui s'étaient montrées l'an passé se produisirent de nouveau ; et les douleurs s'amoindrirent d'une façon très-marquée. Cette amélioration dans les fonctions de l'estomac s'est maintenue, malgré une affection intercurrente des voies respiratoires.

CONCLUSIONS.

Déjà, en 1839, Patissier, à qui l'excellence et la précision de son jugement avaient permis d'esquisser d'une façon souvent si juste la solution de problèmes que l'état de la science n'a pas encore permis de résoudre complétement, avait fait observer combien est puissante l'action des eaux de Plombières contre les états nerveux ou inflammatoires de l'estomac. Cette vérité, présentée sous la forme presque aphoristique d'une donnée générale, nous allons, dans les conclusions qui vont suivre, et qui ne seront que les déductions naturelles de l'étude des faits rapportés plus haut, l'affirmer, en la vérifiant pour ainsi dire en détail.

Au milieu de la multiplicité presque indéfinie des formes que peut revêtir la dyspepsie, et qu'il y aurait quelque imprudence à essayer de classer, parce que, comme l'a fait remarquer M. Durand-Fardel, ce serait pénétrer dans une voie où il devient difficile de s'arrêter, il y a une distinction sommaire qu'il faut toujours faire. Ou bien l'un des symptômes de la maladie, en raison de prédispositions générales ou de causes accidentelles, attire tout particulièrement, par sa gravité, l'attention du malade et du médecin ; ou bien les différents symptômes du mal, inégalement importants au point de vue du pronostic, semblent néanmoins à peu près égaux en intensité, et dans la thérapeutique ordinaire réclament un traitement mixte. Dans le premier cas, le problème des indications hydro-thermales ne peut guère en général recevoir qu'une solution (je n'entends pas par là, bien entendu, dire que le malade ne peut se guérir qu'à une seule station). Dans le second cas, au contraire, il peut en recevoir plusieurs également justes. Il ne faut jamais oublier, en effet, que la suppression d'un symptôme saillant est ordinairement le moyen par lequel on obtient la guérison des maladies. Néanmoins, il restera toujours un choix à faire. On devra avoir pour but de s'adresser, quand cela sera possible, soit à l'élément le plus sérieux, soit à l'élément le plus facile à atteindre.

En rapprochant les uns des autres les différents traitements qui ont été appliqués dans les cas relatés plus haut, on sera nécessairement frappé de ce fait, que presque jamais ce n'est à l'eau prise en boisson que nous avons eu recours. Presque toujours le traitement a été général et a consisté en bains d'abord, auxquels nous avons ensuite associé les ressources du traitement hydrothérapique et surtout la douche écossaise, ou le bain de cercle alterne, qui n'en est qu'une modification. Nous avons généralement vu l'état général s'améliorer, quand les symptômes locaux conservaient toute leur intensité.

Les bains, que nous faisons prendre dans les piscines, quand rien n'en contre-indique l'usage, sont toujours assez longs, et quand l'état du malade ne nous permet de commencer que par des bains courts, nous sommes amené ordinairement à les prolonger plus tard. Nous rencontrons, comme tout le monde, des cas d'idiosyncrasies devant lesquels nous sommes obligé de changer notre manière de procéder.

D'un autre côté, si nous nous reportons aux différentes observations insérées dans ce mémoire, nous remarquerons promptement que dans la presque totalité des cas suivis de succès, c'est par les symptômes nerveux ou par l'élément irritation ou inflammation que la brèche a été faite, permettez-moi le mot. Dans les cas, au contraire, où le résultat n'a pas été celui que nous aurions désiré, la scène pathologique était presque toujours formellement dominée par quelque symptôme d'un autre genre : pituite, flatulence, etc. Nous avons enfin rencontré d'autres cas mixtes, dans lesquels l'action des eaux de Plombières a attaqué, avec un certain résultat, le mal par un côté, tandis que d'autres eaux l'auraient sans doute aussi bien atteint par un autre côté.

Que conclure de là relativement au mode d'action des eaux de Plombières ? D'un côté nous voyons deux éléments morbides très-importants : l'élément nerveux, et l'élément irritation, modifiés presque toujours, ou consécutivement à l'apaisement des symptômes généraux ou simultanément avec cette modification ; d'autre part, nous mettons en usage pour obtenir ce résultat un bain long, tiède, sans l'adjonction au début d'un autre moyen. Ne peut-on pas se demander si le bain de Plombières, à la suite duquel l'excitation légère qui accompagne si souvent le traitement minéro-thermal, est généralement très-fugace, si ce bain, répété un certain nombre de fois, n'agit pas en définitive, surtout comme sédatif du système nerveux et des variétés symptomatiques si nombreuses dont il est le siége ?

Mais nous croyons possible de sortir de cette donnée trop générale, et pénétrant au cœur même du sujet, de poser des indications plus spéciales. Nous pensons, en effet, être autorisé, à moins que des observations nouvelles faites par nous ou par d'autres ne nous amènent à modifier nos vues, à poser les conclusions suivantes :

1° Dans les cas de gastralgie dyspeptique, quand l'élément douleur, quoique combiné à un certain nombre de signes de dyspepsie, aura néanmoins gardé une place importante dans le cadre symptomatique, les eaux de Plombières donneront ordinairement les meilleurs résultats.

2° Quand la névralgie gastrique, malgré une certaine durée, est pourtant restée à l'état isolé, c'est-à-dire quand le mal est réduit à ce symptôme unique, et surtout s'il se manifeste par accès isolés, les chances de réussir nous ont paru devoir être en général beaucoup moins nombreuses (1).

3° Dans les dyspepsies proprement dites, c'est-à-dire celles qui ont pour siége et pour source les organes digestifs, si la gastralgie n'est pas assez saillante pour fournir des indications, mais si pourtant l'appareil nerveux, par son importance constitutionnelle, domine le tempérament, son intervention dans les manifestations pathologiques est assez forte pour qu'il puisse lui-même fournir des indications, c'est-à-dire ouvrir la porte aux modifications thérapeutiques; cette remarque, au cas particulier, nous la traduisons ainsi : dans les dyspepsies mixtes, chez les personnes de tempérament nerveux, les eaux de Plombières seront souvent extrêmement efficaces.

4° Au même titre que l'élément douleur, l'élément inflammatoire, qui se montre ordinairement sous la forme d'irritation chronique (embarras gastrique, chronique et

(1) Il y a là une anomalie apparente, puisque, dans les cas, peu fréquents d'ailleurs, dont nous parlons, le mal est réduit au seul symptôme *nerveux* : nous nous sommes demandé s'il ne s'agit pas ici d'une forme spéciale de névralgie, distincte de celle qui s'associe aux dyspepsies. Nos observations trop peu nombreuses ne nous permettent pas de formuler une opinion.

douloureux), indique formellement l'usage des eaux de Plombières.

5° Dans les cas, au contraire, où le symptôme prédominant sera la flatulence, l'embarras pituiteux, la torpeur de l'appareil digestif, on s'adressera plus avantageusement à d'autres sources.

6° Quand la névrose de l'estomac, fût-elle réduite au seul élément douleur, fait corps avec une autre névrose générale ou locale, les eaux de Plombières peuvent donner de bons résultats (1).

7° Les eaux de Plombières sont indiquées dans les dyspepsies liées à une diathèse rhumatismale, quand la dyspepsie est de forme mixte, c'est-à-dire n'est pas dominée par quelque symptôme très-saillant, qui lui-même servira de base aux indications.

8° Les dyspepsies mixtes symptomatiques d'une névropathie générale, avec ou sans symptômes chlorotiques, représentent l'indication la plus formelle de l'emploi des eaux de Plombières.

9° Dans les cas de dyspepsies symptomatiques de lésions organiques de l'estomac, le traitement thermal ne doit être proscrit que lorsque la lésion est reconnue indubitablement de nature hétéroplastique.

10° Dans le cas de dyspepsie greffée sur une ulcération de l'estomac, le traitement de Plombières, si utile dans les affections chroniques inflammatoires, aura des conséquences favorables, en aidant peut-être même à la guérison de la lésion organique.

(1) Cette conclusion a besoin d'être rapprochée de la conclusion deuxième.

TABLE DES MATIÈRES

QUATRIÈME SÉRIE.

Paris. — Imprimerie de E. MARTINET, rue Mignon, 2.

www.ingramcontent.com/pod-product-compliance
Ingram Content Group UK Ltd.
Pitfield, Milton Keynes, MK11 3LW, UK
UKHW020331220726
13923UKWH00003B/1494